BEI GRIN MACHT SICH IHR WISSEN BEZAHLT

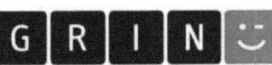

Umgestaltung der betrieblichen Fortbildung eines Rettungsdienstbereichs in Niedersachsen

Alena Neubauer-Brennecke

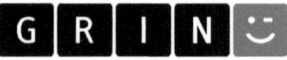

Bibliografische Information der Deutschen Nationalbibliothek:

Die Deutsche Nationalbibliothek verzeichnet diese Publikation in der Deutschen Nationalbibliografie; detaillierte bibliografische Daten sind im Internet über http://dnb.d-nb.de abrufbar.

ISBN: 9783346461247
Dieses Buch ist auch als E-Book erhältlich.

© GRIN Publishing GmbH
Nymphenburger Straße 86
80636 München

Druck und Bindung: Books on Demand GmbH, Norderstedt Germany
Gedruckt auf säurefreiem Papier aus verantwortungsvollen Quellen

Das vorliegende Werk wurde sorgfältig erarbeitet. Dennoch übernehmen Autoren und Verlag für die Richtigkeit von Angaben, Hinweisen, Links und Ratschlägen sowie eventuelle Druckfehler keine Haftung.

Das Buch bei GRIN: https://www.grin.com/document/1041205

Umgestaltung der betrieblichen Fortbildung eines

Rettungsdienstbereichs in Niedersachsen

Hausarbeit im Modul 3D

Betriebliches Lernen und berufliche Kompetenzentwicklung

angefertigt im B.A. Bildungswissenschaft

an der FernUniversität in Hagen

von Neubauer-Brennecke, Alena

Bearbeitungsbeginn: 27.02.2020

Abgabetermin: 16.03.2020

Inhaltsverzeichnis

Abbildungsverzeichnis

1 Einleitung

Die Bildungsarbeit in Betrieben steht in der heutigen durch Globalisierung und Digitalisierung geprägten Gesellschaft unter einem ständigen Veränderungs- und Anpassungsdruck (vgl. Schiersmann/Thiel 2018, S. 2). Im Kontext der sich dadurch wandelnden und komplexer werdenden Qualifikationsanforderungen (vgl. Dehnbostel 2015, S. 8) und deren rasanter Dynamik, müssen sich neben dem betrieblichen Bildungsmanagement auch die Rollen der lernenden Mitarbeiter*innen anpassen (vgl. Becker 2013, S. 405). Es sind insbesondere „Eigeninitiative, Interessenbezug, Eigenverantwortlichkeit, Integration gemachter Erfahrungen und bestehender Überzeugungen sowie Bezug zu konkreten Situationen" (Erpenbeck/Sauter 2019, S. 112) notwendig, um wechselnden Anforderungen und Aufgaben, für die es keine Standardlösung gibt, gewachsen zu sein (vgl. Weiß 2017, S. 5). Dies setzt innovative Lehr-Lern-Formen voraus, die den Mitarbeiter*innen selbstgesteuertes Lernen ermöglichen, sie jedoch methodisch und didaktisch dabei unterstützen (vgl. Erpenbeck et al. 2015, S. 8). Gerade in medizinischen Berufen sollte die Handlungskompetenz der Mitarbeiter*innen ständig geprüft und geschult werden, um die Sicherheit der Patient*innen dauerhaft gewährleisten zu können (vgl. Woollard 2009, S. 1828f.). In diesem Zusammenhang beschäftigt sich die vorliegende Hausarbeit mit der betrieblichen Fortbildung im Rettungsdienst. Betriebliche Fort- oder auch Weiterbildung soll in dieser Hausarbeit als Anpassungsfortbildung verstanden werden, die die Qualifikationen der Mitarbeiter*innen auf den neuesten Stand bringen soll (vgl. Arnold 1997, S. 156). Die Berufe innerhalb des Rettungsdienstes sind in der Öffentlichkeit hochgeachtet (vgl. Lipp 2015, S. 131) und haben sich innerhalb der letzten 40 Jahre in ihrer Komplexität mehrfach ausdifferenziert (vgl. Kapitel 3.1). Die sich schnell weiterentwickelnden medizinischen Fortschritte und die ständige Forschung zur Implementierung neuer notfallmedizinischer Verfahren und Behandlungsmöglichkeiten bei gleichzeitigem Mangel an geeignetem notärztlichen Personal (vgl. Gorgaß et al. 1993, S. 13; Ruppert et al. 2002, S. 375) führt zu immer mehr Verantwortlichkeiten und medizinisch komplexen Aufgabenstrukturen für das rettungsdienstliche Personal (vgl. Kapitel 3.2). Diese Hausarbeit hat zum Ziel, die Frage zu beantworten, inwiefern sich die betriebliche Bildung im Rettungsdienst auf die dynamische Entwicklung der notfallmedizinischen Versorgungsstrategien anpassen muss. Dazu nimmt die Hausarbeit beispielhaft die Beschreibung der Fortbildungsstrukturen eines spezifischen Rettungsdienstbereichs in Niedersachsen beispielhaft zur Hilfe. Der Rettungsdienstbereich wird nachfolgend als Landkreis X benannt. Die Autorin dieser Hausarbeit ist selbst Notfallsanitäterin und als Praxisanleiter*in in der Rettungsdienstabteilung der Hilfsorganisation tätig. Sie hat an der Planung und Gestaltung des in Kapitel 4.1 beschriebenen Fortbildungskonzeptes aktiv mitgewirkt und konnte so durch theoretisch-wissenschaftliches Wissen aus dem Studium der Bildungswissenschaft die Strukturierung des Konzepts wesentlich beeinflussen. Bevor jedoch das konkrete Fortbildungsarrangement beschrieben wird, gibt es in Kapitel 2 dieser Hausarbeit zunächst eine theoretische Einführung in das Thema der betrieblichen Bildung. Hier werden lerntheoretische Grundlagen beschrieben, die Bedeutung der Begriffe „Qualifikation" und „Kompetenz" geklärt und eLearning Konzepte für die berufliche Bildung vorgestellt. In Kapitel 3 soll der Rettungsdienst in seinen berufsbildenden Strukturen und in seiner medizinischen Entwicklung vorgestellt und beschrieben werden. Der Konkrete Bezug zur betrieblichen Fortbildung in Landkreis X schließt sich in Kapitel 4 an, bevor die Hausarbeit in Kapitel 5 mit dem Fazit und dem Ausblick schließt.

2 Betriebliche Bildung

Betriebliche Bildung ist ein weitgefächertes Thema, dem sich in diesem Kapitel über die Beschreibung der lerntheoretischen Grundlagen und die Erläuterung des Qualifikations- und des Kompetenzbegriffs angenähert werden soll. Außerdem wird am Ende des Kapitels die Integration von eLearning-Formen in die betriebliche Bildung beschrieben.

2.1 Lerntheoretische Grundlagen

Das noch sehr junge Fachgebiet der betrieblichen Bildungsarbeit umfasst ein breites Spektrum an Inhalts- und Gegenstandsbeschreibungen. Darunter fallen geplante, durchgeführte oder veranlasste Trainings-, Qualifizierungs- und Berufsbildungsmaßnahmen innerhalb eines Unternehmens (vgl. Dehnbostel 2015, S.1). Betriebliche Bildung soll im Rahmen dieser Arbeit zum einen nicht auf rein formale, zertifizierbare Weiterbildungsprogramme reduziert werden, zum anderen soll sie jedoch auch nicht nur informell, im Prozess der eigenen Arbeit generierte Lernerfolge beschreiben. In diesem Sinne versteht betriebliche Bildung

4

die Mitarbeiter*innen eines Unternehmens als das Objekt, das in seinen Möglichkeiten zu entwickeln und zu bilden ist. Die Strukturen und Zusammenhänge innerhalb des Unternehmens sollen dabei den Bildungsprozess lediglich auslösen (vgl. Arnold 1997, S. 23). Andererseits soll auch aufgezeigt werden, dass betriebliche Bildung nicht nur Möglichkeiten des Einzelnen, sondern auch die Leistungen von Teams und damit am Ende die des gesamten Unternehmens fördern kann (vgl. Zehnder 2013, S. 9). Auch und gerade in medizinischen Berufen ist die gute Leistung des Teams für das Outcome der Patient*innen wichtiger als die gute Leistung eines einzelnen Mitarbeiters. Zehnder (ebd., S. 9) vergleicht dies mit der Leistung eines Fußballteams, für das es nicht genügt, nur einen guten Stürmer zu verpflichten, um eine Meisterschaft zu gewinnen.

Zur Erklärung von Lernprozessen können unterschiedliche Paradigmen herangezogen werden. Ein lerntheoretisches Paradigma bezieht sich stets auf die jeweilige Sicht darauf, was durch welche Gesetzmäßigkeiten und mithilfe welcher unterstützenden Instrumente unter Lernen verstanden wird (vgl. Gartz, 2000, S. 25). Sie lassen sich dabei unterschiedlich stark mit dem Lernen im betrieblichen Kontext in Beziehung setzen. Zur Förderung von Lernprozessen im betrieblichen Kontext eignet sich der konstruktivistische Ansatz, da sich durch ihn problemorientiertes, selbstgesteuertes Lernen in kooperativen Gruppen besonders gut implementieren lässt (vgl. Gerstenmeier/ Mandel 2011, S. 169). Außerdem liegt im Rahmen des zu beschreibenden betrieblichen Programms ein Schwerpunkt auf neueren informationstheoretischen Ansätzen. In ihnen werden zu vermittelndes Wissen in kleine, verarbeitbare Einheiten zerlegt oder authentische, realitätsnahe Situationen im sozialen Kontext geschaffen, um die Lernmotivation zu steigern und den Wissenstransfer zu sichern (vgl. Ludwig 2016, S. 8). Mithilfe dieser perspektivischen Grundlagen sollen ungenutzte Potentiale der Mitarbeiter*innen erkannt und gefördert werden und sie für die Bewältigung neuer Anforderungen und zukünftiger Veränderungen qualifizieren (vgl. Becker 2013, S. 308). Ziel ist es, Weiterbildungsbarrieren abzubauen, indem die Mitarbeiter*innen durch die Schaffung eines weiterbildungsfreundlichen Betriebsklimas vom Nutzen aus der Teilnahme an Bildungsmaßnahmen profitieren und die Notwendigkeit des lebenslangen Lernens erkennen (vgl. a.a.O., S. 323 f., Faulstich 2014,S. 134f.).

2.2 Kompetenz und Qualifikation

Bevor in Kapitel 3 die Bedeutung von Kompetenz und Qualifikation für den Rettungsdienst näher beschrieben wird, soll im Folgenden zunächst der allgemeine

Kompetenz- und Qualifikationsbegriff im betriebspädagogischen Zusammenhang entfaltet werden.

Durch die große Anzahl verschiedener Verständnisperspektiven scheint es schwierig, die beiden Begrifflichkeiten gegeneinander abzugrenzen (vgl. Bolder 2002, S. 651), Qualifikation wird jedoch im Allgemeinen als die erfolgreiche Bewältigung der beruflichen Anforderungen im Arbeitsleben verstanden. Dabei werden die zur Ausübung der beruflichen Tätigkeit benötigten Kenntnisse, Fähigkeiten und Fertigkeiten in der Regel anhand von beruflichen Standards und festgelegten Überprüfungsverfahren zertifiziert (vgl. Weiß 2017, S. 13f.). Der Arbeitskreis des Deutschen Qualifikationsrahmens (AK DQR 2011, S. 9) bezeichnet Qualifikation diesbezüglich als „das formale Ergebnis eines Beurteilungs- und Validierungsprozesses, bei dem eine dafür zuständige Institution festgestellt hat, dass die individuellen Lernergebnisse vorgegebenen Standards entsprechen". Daran anschließend hat sich seit den 1970er Jahren der Begriff der „Schlüsselqualifikationen" herausgebildet, mit dem von der eigentlichen beruflichen Qualifikation losgelöste Qualifikationen verstanden werden. Sie lassen sich als sogenannte „Soft-Skills" zusammenfassen und beinhalten beispielsweise Kreativität, Teamfähigkeit und Konfliktfähigkeit. Mit dieser Erweiterung der eigentlichen Bedeutung kommt es zur Überschneidung mit dem Kompetenzbegriff, der den Qualifikationsbegriff in den letzten Jahrzehnten ergänzt und zum Teil abgelöst hat (vgl. Weiß 2017, S. 14f.). Im beruflichen Kontext umfassen Kompetenzen „Fähigkeiten, Kenntnisse, Fertigkeiten, Wissen (sic!) Einstellungen und Werte, die das umfassende fachliche, soziale und personale Handeln des Einzelnen in einer berufsförmig organisierten Arbeit ermöglichen" (Deutscher Bildungsrat 1949, zitiert nach Dehnbostel 2015, S. 16). Kompetenzen sind subjektgebunden (vgl. Kraus 2007, S. 245) und bilden dadurch „interne Dispositionen und Repräsentationen von Wissen, Fähigkeiten und Fertigkeiten" (Weiß 2017, S. 15). Kompetenz orientiert sich gleichzeitig am Handlungskontext und soll deshalb auch die Fähigkeit einschließen, das eigene Handeln selbstständig zu regulieren und somit dazu befähigen, die damit verbundenen Folgen abzuschätzen (vgl. Schiersmann/ Thiel 2018, 362 f.).

2.3 eLearning in der betrieblichen Bildung

In einer sich schnell ändernden Welt müssen Kompetenzen ständig gefördert werden. Digitalisierung ist diesbezüglich mit der Kompetenzentwicklung heute und in Zukunft untrennbar verbunden (vgl. Erpenbeck/ Sauter 2019, S. 165). Im Bildungssektor drückt sich die Digitalisierung durch eLearning aus, das in einem großen Wirkungszusammenhang steht. Es verändert zum einen das Management von Bildungsorganisationen und ist gleichzeitig Methodik, Werkzeug und Hochtechnologie, welche durch digitale Medien, Internet und Informations- und Kommunikationsmedien den gesamten Wissens-Reproduktionszyklus optimieren (vgl. Barthelmeß 2015, S. 30). Obwohl der Nutzen von eLearning-Technologien von Unternehmen teilweise noch bezweifelt wird (vgl. a.a.O., S. 135) entwickeln sie sich seit den 1980er Jahren ständig weiter. Zunächst wurden eLearning-Formate noch als kostensparende, effektive Lernmethode angesehen (vgl. Dehnbostel 2015, S. 84), haben sich jedoch mittlerweile überwiegend als betriebliche Lernform etabliert, die es den Mitarbeiter*innen ermöglicht, selbstgesteuert und aktiv lernen zu können. Die Lernenden können dabei Lernzeit, Lernort, Lernstil und Lerntempo selbst festlegen. Durch viele digitale Technologien kann den Mitarbeiter*innen im Bedarfsfall Fachwissen direkt bereitgestellt werden. Bei aller Freiheit bleibt es jedoch dabei, dass sicherheitsrelevantes Wissen mit eLearning weiterhin in Form von „Vorratslernen" notwendig sein wird (vgl. Erpenbeck et al. 2015, S. 1). Die Umsetzung von eLearning erfolgt über Web Based Trainings (WBT), die sich unterschiedlich ausgestalten lassen (vgl. a.a.O., S. 6). Eine Form ist das eTeaching, das am ehesten einer digitalen Form des Frontalunterrichts entspricht und bei dem Lehrende und Lernende bei der Wissensvermittlung synchron über das Netz verbunden sind. Auch das eTutoring (auch Teletutoring) ist eine WBT-Form, bei der die Lernenden vorwiegend selbstgesteuert oder in Teams lernen und der Lehrende nur als Lernhilfe zur Verfügung steht. Eine weitere Form ist die eModeration (auch eCoaching), bei dem die Lernenden eine konkrete Aufgabe oder ein konkretes Problem bearbeiten und die Lehrenden ihnen als Coach, beziehungsweise als Berater zur Verfügung stehen (vgl. Dehnbostel 2015, S. 87). Für die betriebliche Bildung eignet sich diesbezüglich das Blended Learning, das Teile des „klassischen" Präsenzunterrichts, beziehungsweise Betreuungsphasen mit dem eLearning als selbstgesteuertem Lernen verbindet (vgl. Becker 2013, S. 403; Erpenbeck et al. 2015, S. 29). Diese sehr erfolgreiche Form zur Implementierung von digitalen Lernformen zeigt durch seine Begrifflichkeit jedoch, dass es auch zukünftig notwendig sein wird, dass die Wissensaneignung und der Kompetenzaufbau mithilfe von Lehrenden stattfinden muss, die das Lernen zumindest phasenweise begleiten (vgl. Arnold et al. 2015, S. 23). Blended Learning kann nicht als eine spezifische, starre Lernform betrachtet werden, da es in der Lage ist, verschiedene Medien, Methoden und Theorien zu integrieren. Damit wird Blended Learning durch die zu erwartende schnelle Weiterentwicklung neuer Medien wahrscheinlich seine Kombinationsmöglichkeiten noch weiter steigern können und so noch zielgruppenorientiertere und individuellere Gestaltungsrahmen ermöglichen (vgl. Becker 2013, S. 404).

3 Die Berufsbilder und die aktuelle Entwicklung im (niedersächsischen) Rettungsdienst

Die Entwicklung des deutschen Rettungsdienstes und seiner Berufe ab 1949 wird im ersten Teil dieses Kapitels thematisiert. Der zweite Teil beschäftigt sich dann mit den Gründen und Zielen der stetig steigenden, komplexen Anforderungen für das Rettungsdienstpersonal.

3.1 Entwicklung der verschiedenen Ausbildungsgänge

Nach dem Zweiten Weltkrieg wurde der Schutz der zivilen Bevölkerung von den abrückenden Besatzungsmächten in die Hände der Kommunen und des entnazifizierten, neugegründeten Deutschen Roten Kreuzes gelegt. Nachdem es ab den 1950er Jahren durch die gestiegene Verkehrsdichte zu einem deutlichen Anstieg der Unfallzahlen und auch öffentlich zu einem Ruf nach besserer medizinischer Versorgung von Notfallpatient*innen kam, wurde schließlich ab den 1970er Jahren durch die Arbeit von Verwaltung, Ärzteschaft und Hilfsorganisationen die behördliche Restrukturierung des Rettungsdienstes durchgesetzt (vgl. Lipp 2015, S. 126; Kanz 2018, S. 18). Im Jahr 1977 wurde daraufhin vom Bund-Länder-Ausschuss Rettungswesen (BLAR) das sogenannte „520-Stunden-Programm" eingeführt, das bis heute auch als Rettungssanitäterausbildung bekannt ist und weiterhin existiert. Es legte erstmals die Grundsätze der Ausbildung im Rettungsdienst fest. Der ursprüngliche Gedanke bei der Einführung des Programms war, die Teilnehmer*innen auf alle im Rettungsdienst anfallenden Situationen vorzubereiten. Die Ausbildung umfasst einen einführenden, 160 Stunden umfassenden, theoretischen Lehrgang, der mit einer Prüfung abschließt und gewährleisten soll, dass die Teilnehmer*innen in den anschließenden, praktischen Abschnitten den Patient*innen keinen Schaden zufügen können. Nach dem Grundlehrgang schließen sich ein Klinikpraktikum und ein Rettungswachenpraktikum von jeweils 160 Stunden an. Im Anschluss an diese drei Ausbildungsabschnitte durchlaufen die Teilnehmer*innen schließlich einen vierzigstündigen Abschlusslehrgang, der mit einer überwiegend staatlich beaufsichtigten schriftlichen, mündlichen und praktischen Prüfung abschließt. Die Rettungssanitäter*innen sollen im Allgemeinen Krankentransporte fachlich begleiten und galten bis zum Ende der 1980er Jahre als Helfer*innen der Notärzt*innen bei der Versorgung von vital bedrohten Notfallpatient*innen. Eine eigenverantwortliche Tätigkeit in der Notfallrettung ist nicht vorgesehen (vgl. Thamm et al. 2016, S. 23f.). Durch die demografische Entwicklung in der Bundesrepublik und die auch dadurch angestiegenen Einsatzzahlen, war es nicht mehr möglich, eine adäquate, zeitgemäße medizinische Versorgung der Notfallpatient*innen durch die begrenzte Anzahl von Notärzt*innen zu gewährleisten, sodass eine erneute Umstrukturierung des Rettungsdienstes mit der Einführung des Rettungsassistentengesetzes (RettAssG) im Jahre 1989 notwendig wurde (vgl. Gorgaß et al. 1993, S. 13; Lipp 2015, S. 126). Durch das RettAssG wurde erstmals ein geregeltes Berufsbild im Sinne eines gesetzlich geschützten Gesundheitsfachberufs geschaffen. Die zweijährige Ausbildung gliederte sich in einen 1200 Stunden umfassenden berufsschulischen Teil im ersten Ausbildungsjahr. Dieser wurde an einer Rettungsassistentenschule durchlaufen, enthielt einen 420 Stunden umfassenden klinischen und rettungsdienstlichen Praktikumsteil und schloss mit dem staatlichen Examen ab. Das zweite Ausbildungsjahr bestand aus einer 1600 Stunden umfassenden praktischen Tätigkeit auf einer Lehrrettungswache, die mit einem Abschlussgespräch auch die Ausbildung beendete. Sowohl die defizitäre Struktur der Ausbildung als auch die unzureichende Definition der Maßnahmen, die Kostenpflichtigkeit der Ausbildung und die zahlreichen Möglichkeiten, die Ausbildung zu verkürzen führten in Anbetracht der hohen Verantwortung und Komplexität bei der eigenverantwortlichen Versorgung von Patient*innen bald zu heftiger Kritik am Berufsbild des*der Rettungsassistent*in. Darüber hinaus kam und kommt es weiterhin im Rahmen von Arbeitsverdichtung, Rationalisierung und Kostendruck in Kliniken (vgl. Kanz 2018, S. 33) zu immer größer werdenden Engpässen in der notärztlichen Versorgung und zu einem vermehrten Bestreben einer Qualitätsverbesserung der rettungsdienstlichen Versorgung (vgl. Ruppert et al. 2002, S. 375). Deshalb wurden schon gegen Ende der 1990er Jahre erste Bemühungen zur Reform des RettAssG angestellt, die am 01. Januar 2014 in der Verabschiedung des Notfallsanitätergesetzes (NotSanG) mündete. Die Notfallsanitäter*innen werden nun in einer drei Jahre dauernden Ausbildung, die jeweils 1920 Stunden theoretisch und praktischen Unterricht an einer staatlich anerkannten Rettungsdienstschule, 1960 Stunden praktische Ausbildung an einer anerkannten Lehrrettungswache und 720 Stunden praktische Ausbildung in geeigneten

Kliniken oder Krankenhäusern umfasst ausgebildet. Durch die Strukturierung der Ausbildung wird eine enge Vernetzung der einzelnen Lernorte ermöglicht, die eine fundierte, praxisorientierte und intensive Ausbildung der Notfallsanitäter*innen gewährleistet (vgl. Thamm et al. 2016, S. 24-25).

3.2 Neue Anforderungen an das Rettungsdienstfachpersonal

Auch für die Berufe im deutschen Rettungsdienst sind die in Kapitel 2.2 beschriebenen Kompetenzen von großer Wichtigkeit. Es wird beispielsweise in § 4 des Notfallsanitätergesetzes (NotSanG) die Vermittlung personaler, sozialer und methodischer Kompetenzen zur eigenverantwortlichen Durchführung und teamorientierten Mitwirkung insbesondere bei der notfallmedizinischen Versorgung und dem Transport von Patient*innen gefordert. Diese Kompetenzen sind nach dem zuvor beschriebenen Verständnis auch subjektgebunden und gleichen so den Kompetenzanforderungen anderer Berufsbilder. Über sie hinaus sind im deutschen Rettungsdienst weitere Kompetenzen vorgesehen, die sich auf konkrete, komplexe Handlungssituationen beziehen. Diese Kompetenzen bezeichnen spezielle medizinische und zum Teil auch heilkundliche Maßnahmen, die je nach Qualifikation durch das rettungsdienstliche Personal durchgeführt werden (vgl. Ufer 2015, S. 69ff.).

Zusammen mit dem NotSanG entstand die Ausbildungs- und Prüfungsverordnung für Notfallsanitäter*innen (NotSan-APrV), sie schreibt alle für das Berufsbild zu erlernenden, notwendigen erweiterten Kompetenzen und Maßnahmen vor. Die durch diese Verordnung ausgebildeten Personen sind nunmehr in der Lage, Maßnahmen zu ergreifen, um im Notfall das Leben von Patient*innen zu retten und weitere Schäden für deren Gesundheit abzuwenden. Diese Maßnahmen waren den Rettungsassistent*innen zuvor untersagt und blieben den Notärzt*innen vorbehalten. Dadurch ist eine weitaus komplexere Versorgung von Notfallpatient*innen durch Notfallsanitäter*innen auch schon vor Eintreffen eines*r Notarztes*ärztin möglich geworden, sodass der Verlauf von Erkrankungen, insbesondere im kardiologischen und neurologischen Bereich, erheblich beeinflusst werden kann. Die zuvor hauptverantwortlich tätigen Rettungsassistent*innen waren zwar befähigt, einige wenige Maßnahmen im Rahmen der „Notkompetenz", welche sich am Gesetz zum Rechtfertigenden Notstand (§ 34 StGB) orientierte und auf einer Empfehlung der Bundesärztekammer (BÄK) aufbaute, durchzuführen (vgl. Lipp, 2005, S. 95 ff.), sie waren aber in der Regel gezwungen, auf die Ankunft des*der Notarztes*ärztin zu warten. Dadurch verzögerten sich die notwendigen, mitunter lebensrettenden Weiterbehandlungen in der Klinik zum Teil drastisch (vgl. Kanz 2018, S. 15). Die Aufgabenfelder der Notfallsanitäter*innen werden durch die Rettungsdienstgesetze der einzelnen Bundesländer geregelt und schlagen sich in den länderspezifischen Standard Operating Procedures (SOPs) nieder. Zur Erreichung eines bundeseinheitlichen, fachlichen Konsens über die SOPs wurde noch 2014 der sogenannte „Pyramidenprozess" initiiert. Unter Mitwirkung von 100 Experten aus am Rettungsdienst beteiligten Organisationen, Verbänden, medizinisch-wissenschaftlichen Fachgesellschaften und Selbstverwaltungskörperschaften wurde dazu ein Katalog mit invasiven Maßnahmen entwickelt, der im Rahmen des Not-SanG die Vermittlung dieser invasiven Maßnahmen regeln sollten (vgl. Schmitz-Eggen, 2014). Die Begrifflichkeit des „Pyramidenprozesses", der schematisch in Abbildung 1 dargestellt wird, entstand aus der Bestrebung des Bundesverbandes der Ärztlichen Leiter für den Rettungsdienst (BV-ÄLRD) heraus, alle Beteiligten in den sehr aufwendigen Entwicklungs- und Abstimmungsprozess einzubeziehen.

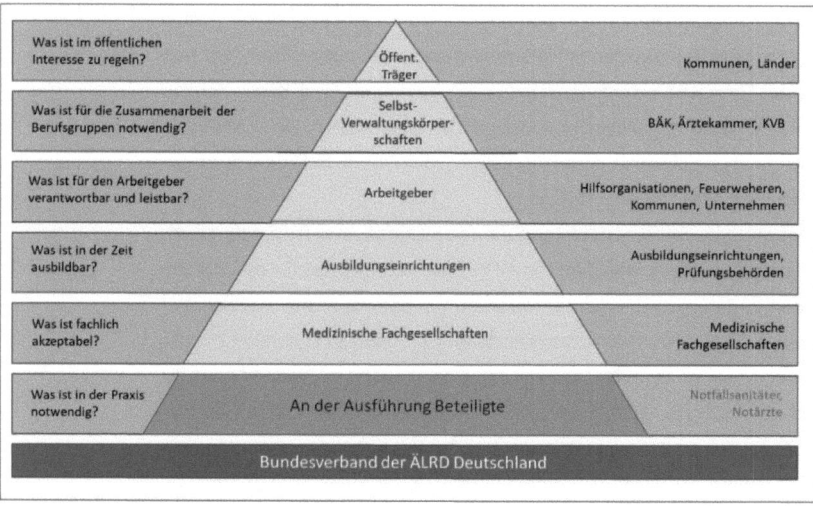

Abb. 1 Beteiligte am Entwicklungs- und Abstimmungsprozess (eigene Darstellung nach Lipp 2015, S. 133)

Es wurde während der Entwicklung der Kataloge jedoch schnell klar, dass es regelmäßige Überprüfungen dieser Festlegungen geben muss, damit die Maßnahmen und Medikamente auch zukünftig dem aktuellen medizinisch-wissenschaftlichen Standard entsprechen können, sodass regelmäßige Tagungen (Pyramidenprozess II) eingeplant wurden (vgl. Lipp 2015, S. 133-134). In Niedersachsen werden diese SOPs als „NUN-Algorithmen zur Aus- und Fortbildung und als Grundlage zur Tätigkeit von Notfallsanitätern(innen) in

Niedersachsen" (NUN: Niedersächsische Umsetzung Notfallsanitätergesetz) bezeichnet, die jährlich von der AG-NUN, bestehend aus dem Landesverband der Ärztlichen Leiter für den Rettungsdienst (LV-ÄLRD) Niedersachsen/ Bremen und der Landesarbeitsgemeinschaft Rettungsdienst nach dem neusten wissenschaftlichen Stand überarbeitet werden (vgl. AG-NUN 2020, S. 1). Weiterhin obliegt dem ÄLRD eines jeden Landkreises die Entscheidung darüber, inwieweit er regionale SOPs an die länderspezifischen SOPs anlehnt, verkürzt oder erweitert. Die ÄLRD entscheiden auch individuell darüber, unter welchen Bedingungen sie die durch die SOPs entstandenen Kompetenzen freigeben. In den meisten Fällen erfolgt die Freigabe durch Prüfungen für Erweiterte Versorgungsmaßnahmen (EVM), bei denen der ÄLRD jährlich die Befähigung zur Durchführung der Maßnahmen überprüft (vgl. Häske 2013, S. 485). Nicht nur durch die jährlichen Anpassungen der SOPs ist eine regelmäßige Fort- und Weiterbildung des Rettungsdienstfachpersonals notwendig geworden, sondern auch dadurch, dass die Maßnahmen, die von den Notfallsanitäter*innen durchgeführt werden, zum Teil nach § 4 Abs. 2 Nr. 2c NotSanG heilkundlicher Art sind und schon allein deshalb ständiger Unterweisung und kontinuierlichen Trainings bedürfen (vgl. Lipp 2015, S. 127).

4 Fortbildung in einem spezifischen Rettungsdienstbereich in Niedersachsen

In diesem Kapitel werden zunächst die Fortbildungsstrukturen beschrieben wie sie bis zur Einführung des neuen Fortbildungskonzepts praktiziert wurden. Nachfolgend werden die Ziele und Inhalte des neuen Konzeptes erläutert und schließlich die eLearning-Plattform Smedex vorgestellt.

4.1 Bisherige Konzepte und die Notwendigkeit zur Überarbeitung

Bei dem zu betrachtenden Bereich handelt es sich um einen Flächenlandkreis in Niedersachsen, dessen rettungsdienstliche Absicherung durch den Landkreis X ausgeschrieben und vergeben wird (vgl. Lühmann 2015, S. 125). Momentan ist die Versorgung durch zwei private Anbieter mit jeweils einer Rettungswache und durch eine deutsche Hilfsorganisation mit vier Rettungswachen und zwei Notarztstandorten gesichert. Für das niedersächsische Rettungsdienstpersonal ergibt sich aus § 10 Abs. 1 Niedersächsisches

Rettungsdienstgesetz (NRettDG) eine gesetzliche Fortbildungsverpflichtung, um stets nach den neuesten fachlichen Standards arbeiten zu können. Durch die Regelung Nummer 3.4.2.1 der „Richtlinien für die Ermittlung der betriebswirtschaftlichen Gesamtkosten" des Landesausschusses Rettungsdienst wird von einer dreißigstündigen Fortbildungsverpflichtung ausgegangen. Bisher gab es im betrachteten Rettungsdienstbereich keine einheitlichen Regelungen für die strukturelle und inhaltliche Ausgestaltung der Fortbildungen. Alle beauftragten Unternehmen verpflichteten entweder ihre Mitarbeiter*innen, sich selbst extern fortzubilden und übernahmen dafür die ausstehenden Kosten oder sie boten ihren Mitarbeiter*innen standardisierte, externe Fortbildungen an. Da die externen Fortbildungen mit Zusatzkosten belastet waren, die nicht in die Regelung Nummer 3.4.2.1 der „Richtlinien für die Ermittlung der betriebswirtschaftlichen Gesamtkosten" fielen, wurden im Zuge von betrieblichen Sparmaßnahmen zumindest innerhalb der Einrichtung der Hilfsorganisation „Inhouse-Seminare" angeboten, die den Mitarbeitern einen dreißigstündigen Fortbildungsnachweis garantieren sollten. Die Seminare wurden als Tagesseminare zu verschiedenen Schwerpunktthemen über das Kalenderjahr verteilt angeboten und wurden im Rahmen des betriebsinternen Qualitätsmanagement-Systems (QM-Systems) evaluiert.

Der erste Grund für eine notwendige Umgestaltung der Fortbildungsstrukturen ergibt sich aus den Ergebnissen des QM-Systems und der Evaluationsergebnisse der letzten Jahre. Diese zeigten sowohl, dass die Tagesseminare nicht mehr den von den Mitarbeitern gewünschten Bildungseffekt erzielten, als auch, dass für einen Großteil der Mitarbeiter aufgrund der zu hohen Wochenstundenbelastung die nötigen 30 Stunden Fortbildung nicht gewährleistet werden konnten.

Der zweite Grund für die Notwendigkeit einer Umstrukturierung der Fortbildungen ergibt sich aus den gestiegenen Kompetenzen und Anforderungen an die Qualität, die bereits in Kapitel 3 beschrieben wurden. Dabei ist es wichtig, in der heutigen Wissens- und Dienstleistungsgesellschaft (vgl. Diesner 2009, S. 1), auch in Unternehmen, die nicht in erster Linie gewinnorientiert handeln, wie die großen Hilfsorganisationen (vgl. Hellmich 2010, S. 40), ein qualitativ gutes Bildungsmanagement zu etablieren. Die Ansprüche der Mitarbeiter*innen haben sich in den letzten Jahren gewandelt. Die Mitarbeiter*innen haben durch ihre individuellen Präferenzen und Lebensstile einen vermehrten Wunsch nach Partizipation. Um gut ausgebildete, hochqualifizierte Mitarbeiter*innen im Unternehmen halten zu können, muss somit ein Umdenken stattfinden. Traditioneller

Unterricht von isoliert agierenden Ausbildungsabteilungen muss zugunsten der individuellen Forderung und Förderung der Mitarbeiter*innen in den Hintergrund treten (vgl. Diesner 2009, S. 2 f.).

4.1 Strukturänderung: Der Weg zum Selbstgesteuerten Lernen

Aus der Hilfsorganisation des Landkreises X haben sich die Mitarbeiter*innen der Ausbildungsabteilung und die für den Bereich Rettungsdienst zuständigen Leitungen gemeinsam mit dem für den Landkreis zuständigen Ärztlichen Leiter für den Rettungsdienst (ÄLRD) das Ziel gesetzt, ein neues Bildungsmanagement zu etablieren. Durch das neue Konzept sollen nicht nur die Patient*innen, sondern letztlich auch alle anderen an der Qualität des Rettungsdienstes interessierten Steakholder profitieren. Zu ihnen gehören zum einen externe Anspruchsgruppen wie Angehörige, Betreuungs- und Pflegepersonen, Krankenhäuser, Kostenträger*innen und die Öffentlichkeit. Zum anderen liegen die Interessen auch bei den internen Anspruchsgruppen, zu denen Förderer und Träger*innen von Hilfsorganisationen zählen und nicht zuletzt die Mitarbeiter*innen selbst (vgl. Hellmich 2010, S. 40 f.). Der Plan zur Umsetzung des neuen Konzeptes sieht vor, die Evaluationsergebnisse der vorangegangenen Fortbildungsmaßnahmen zu nutzen, um für die Mitarbeiter*innen einen größtmöglichen Bildungseffekt zu erzielen und gleichzeitig die geforderten Fortbildungsstunden für alle Mitarbeiter*innen gewährleisten zu können. Reine Präsensseminare, wie sie in der Vergangenheit ausschließlich durchgeführt wurden, kommen schon allein dienstplanerisch nicht infrage. Deshalb einigten sich die an der Planung Beteiligten auf ein Blended Learning Arrangement, das durch die Kopplung einer medizinischen E-Learning Plattform und individuell geplanten Präsensveranstaltungen die Flexibilität der Mitarbeiter*innen und der Dienstplaner*innen erheblich vergrößern soll. Diese neue Form der betrieblichen Bildung bedeutet auch im Landkreis X eine Art Paradigmenwechsel und verlangt den Mitarbeiter*innen ein hohes Maß an Selbststeuerung ab (vgl. Erpenbeck et al. 2015, S. 1f.), das zuvor nicht gefordert wurde. Deshalb werden zur Implementation des Arrangements zunächst für alle Mitarbeiter einführende Workshops durchgeführt (vgl. Schiersmann/ Thiel 2018, S. 88f.; Erpenbeck et al. 2015, S. 7), in denen alle wichtigen Neuerungen in den aktuellen NUN-Algorithmen und regionalen SOPs des ÄLRD sowie die notwendigen Ein- und Unterweisungen nach dem Medizinproduktegesetz (MPG) besprochen, beziehungsweise durchgeführt werden. Medizinprodukte sind nach § 3 Abs. 1 MPG Instrumente, Apparate, Software und Vorrichtungen, die zu Diagnose und Therapiezwecken am menschlichen Körper eingesetzt werden. Sie bedürfen bei Neubeschaffung oder Änderung der Einweisung durch die Hersteller*innen oder beauftragter Personen nach dem MPG. Dies sind meist Mitarbeiter*innen aus dem Unternehmen, die an einer Weiterbildung zum*zur MPG-Beauftragten teilgenommen haben (vgl. Kück 2016, S. 209ff.)

Außerdem wird im Workshop eine auf des Crew Resource Management basierende Simulationsmethode vorgestellt, in welcher die rettungsdienstlichen Teams sehr realitätsnahe Fallbeispiele abarbeiten (vgl. Rall et al. 2018). Wissensverarbeitung und Qualifizierung werden durch simulativ gestaltete Herausforderungen dadurch optimiert, dass der*die Lernende die Situation als real empfindet (vgl. Erpenbeck/ Sauter 2019, S. 107f.). Crew Resource Management ist eine Trainingsmethode, die aus der zivilen Luftfahrt stammt. Sie hat zum Ziel, Kommunikations- und Entscheidungsfehler, die auf menschliche Faktoren (Human Factors) beruhen, zu minimieren und dadurch die zivile Luftfahrt um einiges sicherer zu machen. In den vergangenen 20 Jahren wurde dieses Prinzip immer mehr auch in der Medizin zur Verbesserung der Sicherheit von Patient*innen eingesetzt (vgl. Pizzi et al. 2001, S. 501). Erst im vergangenen Jahr hat die Gesundheitsministerkonferenz in diesem Zusammenhang eine Implementierung simulationsgestützter Trainingsangebote in die Ausbildung von Notfallsanitäter*innen empfohlen (vgl. Beschluss 92. GMK 2019).

Schließlich wird den Mitarbeiter*innen das eLearning Portal, welches in Kapitel 4.2 näher beschrieben wird, vorgestellt und sie werden in seine Handhabung eingewiesen. Alle Mitarbeiter*innen sind verpflichtet Inhalte im Umfang von zehn Fortbildungsstunden mithilfe des Portals zu bearbeiten. Das Planungsteam hat sich darauf verständigt, ein Drittel des ihnen zur Verfügung stehenden inhaltlichen Umfangs des Portals in Form sicherheits- und medizinisch relevanter Themen zu verpflichten (vgl. Erpenbeck et al. 2015, S. 1). Für die restlichen zwei Drittel des individuellen Kontingents kann der*die Mitarbeiter*in aus den angebotenen Lerninhalten des Portals eine freie Auswahl treffen. So ist eine individuelle, den eigenen Interessen und Anforderungen entsprechende Fortbildungsmöglichkeit gegeben (vgl. Erpenbeck/ Sauter 2019, S. 112f.).

In Zukunft wird das eLearning den Präsensveranstaltungen vorangestellt sein. Während der Präsensveranstaltungen sollen die Mitarbeiter*innen jeweils die Neuerungen des laufenden Jahres betreffend aufgeklärt und geschult werden. Zudem soll ein Möglichkeit geschaffen werden, die individuell durch die Arbeit mit dem eLearning Portal aufgetretenen Fragen in der Gruppe klären und reflektieren (Erpenbeck et al. 2016, S. 29) und die entstandenen Lerneffekte durch das Simulationstraining vertiefen zu können.

Die Fortbildungsverpflichtung gilt nicht nur für die Mitarbeiter*innen der Hilfsorganisation, sondern auch für die Mitarbeiter*innen der beiden in Landkreis X tätigen privaten Rettungsdienstunternehmen. Da es nicht nur bei größeren Unfall- oder Schadensereignissen zu einer etwaigen Zusammenarbeit der verschiedenen Rettungsdienstanbietenden kommt, wurden die Leitungen der privaten Unternehmen eingeladen, ihre Mitarbeiter*innen mit dem gleichen Konzept fortzubilden. Dadurch bekommen die Präsensphasen eine andere soziale Dimension. Das gemeinsame Lernen in Gruppen mit Personen, die sich untereinander zum Teil gar nicht kennen, kann die Motivations- und Korrekturmöglichkeiten zusätzlich steigern (vgl. Erpenbeck et al. 2015, S. 32f.), sodass die Performanz während der Versorgung von Patient*innen nochmal verbessert werden kann.

4.2 eLearning mit SMEDEX

Die Smedex AG ist ein schweizerisches Unternehmen, das 2008 gegründet wurde. Es bietet seinen Kund*innen eine internetbasierte Lernbibliothek mit dazugehöriger Web-Applikation an. Durch das Programm haben die Kund*innen die Möglichkeit, Lerninhalte, Pflichtfortbildungen und Bildungsnachweise zu verwalten. Die eLearning Weiterbildungen, die das Unternehmen anbietet, sind interaktiv und werden durch ein Netzwerk von Fachautor*innen aus dem Bereich Feuerwehr, Rettungsdienst, Arbeitssicherheit und Medizin produziert. Der Zugriff auf die Inhalte erfolgt durch Lizenzen, die als Gruppen- beziehungsweise Organisationslizenzen oder Einzellizenzen erworben werden können. Diese sind jeweils ein Jahr gültig. Smedex bietet dabei branchenspezifische Lösungen für Berufsfeuerwehren, Rettungsdienste, Ersthelfer*innen & First Responder, Pflege- & Klinikpersonal und medizinische Bildungsträger*innen an. Bei den Paketen für den Rettungsdienst wird beispielsweise in der Standardversion jedem*r Mitarbeiter*in ein eigener Account mit 10 Lerneinheiten (CE) zur Verfügung gestellt. Die Mitarbeiter*innen behalten ihre persönlichen Accounts selbst dann, wenn sie das Unternehmen verlassen oder in ein anderes Unternehmen wechseln. Sie haben so die Möglichkeit, ihre Fortbildungen kontinuierlich in digitaler Form nachzuweisen. Die Lizenzverlängerung wird dann durch das neue Unternehmen durchgeführt. Es kann jede*r Mitarbeiter*in jedoch auch unabhängig von einer Beschäftigung bei einem Unternehmen, das Smedex nutzt, selbst Lerneinheiten erwerben. Für Arbeitgeber*innen bietet das Portal ein

digitales Lernmanagementsystem, in dem sie den Mitarbeiter*innen Pflichtein-
heiten zuteilen können und ständig die Übersicht über die bereits abgeleisteten
Fortbildungsstunden haben. Sie können außerdem jedem*r Mitarbeiter*in individuelle Termine vergeben und Nachrichten beispielsweise zur Erinnerung an
die noch abzuleistenden Fortbildungsstunden verschicken. In der Pro-Version
können Arbeitgeber*innen unbegrenzt eigene, betriebsspezifische Lerneinheiten einfügen, durch die beispielsweise neue Mitarbeiter*innen ins Unternehmen
eingeführt oder regionale Verfahrensanweisungen vorgestellt werden können.
Die Mitarbeiter*innen können das Angebot über verschieden Endgeräte nutzen.
Smedex bietet durch die zum Portal gehörende Web-Applikation die Möglichkeit, nicht nur digital, sondern auch mobil und somit noch flexibler zu lernen (vgl.
Smedex Webseite).

6 Fazit und Ausblick

Die vorliegende Hausarbeit hatte das Ziel, die Notwendigkeit zur Anpassung
der betrieblichen Fortbildung in einem spezifischen Rettungsdienstbereich her-
auszuarbeiten. Es wurden diesbezüglich theoretische Zusammenhänge erläutert und thematisch bedeutsame Begrifflichkeiten geklärt sowie für die betriebliche Bildung relevante Lernarrangements beschrieben. Des Weiteren wurden
die speziellen Strukturen und Merkmale der rettungsdienstlichen Berufsbildung
und die besonderen Tätigkeitsfelder des in Deutschland und insbesondere in
Niedersachsen tätigen rettungsdienstlichen Personals dargelegt. Es konnten
die Mängel am veralteten Fortbildungskonzept herausgestellt und die Implementation der Methoden im neuen Konzept bildungswissenschaftlich begründet
werden. Überdies hinaus konnten die Vorteile eines konkreten eLearning-Por-
tals herausgearbeitet werden.

Es konnte somit die eingangs gestellte Frage, inwiefern sich die betriebliche
Bildung im Rettungsdienst an die dynamische Entwicklung der notfallmedizinischen Versorgung anpassen muss insofern beantwortet werden, dass klar herausgestellt werden konnte, dass es nicht nur rechtliche Begründungen für eine
Anpassung gibt, sondern auch ganz klare bildungswissenschaftliche Grundlagen für ein neues, sich selbst anpassendes Konzept sprechen.

Den Beteiligten muss dabei klar sein, dass das Lernen in einem neuen Rahmen
Zeit braucht, um sich zu entwickeln. Erst wenn das Neue angenommen wird
und die Zusammenhänge verstanden und geübt wurden, kann das Konzept an-
fangen zu leben (vgl. Barthelmeß 2015, S. 57). Die Mitarbeiter*innen müssen

den Umstand erkennen, dass die im Rettungsdienst notwendigen Qualifikationen auch selbstbestimmtes und eigenverantwortliches Lernen erfordern. Die aktive Mitgestaltung der Fortbildungsinhalte durch kooperatives und kollaboratives Lernen bietet den Mitarbeiter*innen zum einen die Möglichkeit, Wissen zu erwerben, zu vertiefen und zu hinterfragen, gleichzeitig bieten realitätsnahe Einsatzszenarien auch die Möglichkeit die eigenen Handlungsabläufe zu reflektieren. Dadurch kommt es im besten Falle zu einer hochprofessionellen präklinischen Versorgung von Notfallpatient*innen.

Es wird in Zukunft zu klären sein, inwieweit die Akademisierung des anleitenden Personals zu einer noch effektiveren Planung und Durchführung von Fortbildungen beitragen könnte. Dies wird jedoch Bestandteil weiterer bildungswissenschaftlicher Forschungsbemühungen sein und soll an dieser Stelle nicht näher beleuchtet werden.

Inwieweit das Konzept sich durchsetzen und wie lange es dem zuvor angesprochenen Veränderungsdruck standhalten wird, werden die Evaluationsergebnisse und die Rückmeldungen aus dem konkreten rettungsdienstlichen Alltag der Kolleg*innen zeigen.

Literaturverzeichnis

AG-NUN (2020). „NUN – Algorithmen" zur Aus- und Fortbildung und als Grundlage zur Tätigkeit von Notfallsanitätern(innen) in Niedersachsen. Online unter file:///C:/Users/alena/AppData/Local/Packages/Microsoft.MicrosoftEdge_8wekyb3d8bbwe/TempState/Downloads/AG_NUN_Algorithmen_Version_2020%20(1).pdf/. Letzter Zugriff am 15.03.2020.

AK-DQR (2011). Deutscher Qualifikationsrahmen für lebenslanges Lernen. Online unter https://www.dqr.de/media/content/Der_Deutsche_Qualifikationsrahmen_fue_lebenslanges_Lernen.pdf/. Letzter Zugriff am 15.03.2020.

Arnold, Patricia/Thillosen, Anne/Zimmer, Gerhard/Kilian, Lars (Hg.) (2015). Handbuch e-learning. Lehren und Lernen mit digitalen Medien. 4. Aufl. Bielefeld, W. Bertelsmann Verlag.

Arnold, Rolf (1997). Betriebspädagogik. 2. Aufl. Berlin, Erich Schmidt.

Barthelmeß, Hartmut (2015). E-Learning - bejubelt und verteufelt. Lernen mit digitalen Medien, eine Orientierungshilfe. Bielefeld, Bertelsmann.

Becker, Manfred (2013). Personalentwicklung. Bildung, Förderung und Organisationsentwicklung in Theorie und Praxis. 6. Aufl. Stuttgart, Schäffer-Poeschel Verlag.

Bolder, Axel (2002). Arbeit, Qualifikation und Kompetenzen. In: Rudolf Tippelt (Hg.). Handbuch Bildungsforschung. Wiesbaden, VS Verlag für Sozialwissenschaften, S. 651-674.

Dehnbostel, Peter (2015). Betriebliche Bildungsarbeit. Kompetenzbasierte Aus- und Weiterbildung im Betrieb. Baltmannsweiler, Schneider-Verl. Hohengehren.

Diesner, Ilona (2009). Bildungsmanagement in Unternehmen. Wiesbaden, Springer Fachmedien.

Erpenbeck, John/Sauter, Simon/Sauter, Werner (Hg.) (2015). E-Learning und Blended Learning. Selbstgesteuerte Lernprozesse zum Wissensaufbau und zur Qualifizierung. Wiesbaden, Springer Gabler.

Erpenbeck, John/Sauter, Simon/Sauter, Werner (Hg.) (2016). Social Workplace Learning. Kompetenzentwicklung im Arbeitsprozess und im Netz in der Enterprise 2.0. Wiesbaden, Springer Gabler.

Erpenbeck, John/Sauter, Werner (Hg.) (2019). Stoppt die Kompetenzkatastrophe! Wege in eine neue Bildungswelt. 2. Aufl. Berlin, Springer.

Faulstich, Peter (2014). Menschliches Lernen. Eine kritisch-pragmatistische Lerntheorie. Berlin, transcript Verlag.

Gartz, Joachim (2000). Lernen im Netz. pädagogische Ansätze. In: Steffi Engert/Ileana Hamburg/Judith Terstriep (Hg.). Web-basiertes Lernen Chancen oder Risiken für Arbeitnehmerinnen und Unternehmen?

Dokumentation eines Workshops am Institut Arbeit und Technik im Rahmen des Quatroprojektes Kompetenznetz für Frauen 'virtuelles Lernzentrum' (FrauTelNet). Gelsenkirchen, S. 25–32.

Gerstenmaier, Jochen/Mandel, Heinz (2011). Konstruktivistische Ansätze in der Erwachsenenbildung und Weiterbildung, in: Rudolf Tippelt/Aiga von Hippel (Hg.), Handbuch Erwachsenenbildung/ Weiterbildung, 5. Aufl., Wiesbaden, VS Verlag für Sozialwissenschaften, S. 169-178.

GMK (2019). Erweiterung des Umfangs simulationsgestützter Trainingsangebote in der praktischen Ausbildung von Notfallsanitäterinnen und Notfallsanitätern. Online unter https://www.gmkonline.de/Beschluesse.html?id=876&jahr=2019/. Letzter Zugriff am 15.03.2020.

Gorgaß, Bodo/Ahnefeld, Friedrich W./Lippert, H.-D. (Hg.) (1993). Rettungsassistent und Rettungssanitäter. 3. Aufl. Berlin, Springer.

Häske, David/Kreinest, Michael/Wölfl, Christoph G./Frank, Christian/Brodermann, Götz/Horter, Johannes/Suda, Arnold J./Gliwitzky, Bernhard/Beckers, Stefan K./Stöckle, Ulrich/Münzberg, Matthias (2013). Bericht aus der Praxis: Strukturierte Fortbildung zur Verbesserung der Versorgungsqualität im Rettungsdienst. Einsatz-Supervision als neuer Ansatz im Bereich der Rettungsdienst-Fortbildung in Wiesbaden und im Rheingau-Taunus-Kreis? Zeitschrift fur Evidenz, Fortbildung und Qualität im Gesundheitswesen 107 (7), S. 484–489. Online unter https://doi.org/10.1016/j.zefq.2013.06.007. Letzter Zugriff am 10.03.2020.

Hellmich, Christian (2010). Qualitätsmanagement und Zertifizierung im Rettungsdienst. Grundlagen - Techniken - Modelle - Umsetzung. Berlin, Heidelberg, Springer-Verlag Berlin Heidelberg.

Kanz, Daniela (2018). Kann der Notfallsanitäter mit seinen erweiterten Kompetenzen das Notarztsystem entlasten? Dissertation zur Erlangung des akademischen Grades Doctor medicinae (Dr. med.). Berlin.

Kraus, Katrin (2010). Beruflichkeit, Employability und Kompetenz. Konzepte erwerbsorientierter Pädagogik in der Diskussion. In: Peter Dehnbostel (Hg.). Betriebliche Bildungsarbeit. Kompetenzbasierte Aus- und Weiterbildung im Betrieb. Baltmannsweiler, Schneider-Verl. Hohengehren, S. 235-248.

Kück, Holger (2015). Medizinproduktegesetz. In: Kersten Enke/Andreas Flemming/Hans-Peter Hündorf et al. (Hg.). Lehrbuch für präklinische Notfallmedizin. 5. Aufl. Edewecht, Stumpf + Kossendey, S. 108-120.

Lipp, Roland (2005). Notkompetenz. In: Roland Lipp/Kersten Enke/Bernd Domres (Hg.). Berufskunde und Einsatztaktik. 3. Aufl. Edewecht, Stumpf + Kossendey, S. 95–110.

Lipp, Roland (2015). Das Rettungsdienstpersonal. In: Kersten Enke/Andreas Flemming/Hans-Peter Hündorf et al. (Hg.). Lehrbuch für präklinische Notfallmedizin. 5. Aufl. Edewecht, Stumpf + Kossendey, S. 126–134.

Lühmann, Uwe (2015). Das Gesundheitswesen in der Bundesrepublik Deutschland. In: Kersten Enke/Andreas Flemming/Hans-Peter Hündorf et al. (Hg.). Lehrbuch für präklinische Notfallmedizin. 5. Aufl. Edewecht, Stumpf + Kossendey, S. 122-125.

Pizzi, Laura/Goldfarb, Neil I./Nash, David B. (2001). Crew Resource Management and its Applications in Medicine. In: Kaveh G. Shojania/Bradford W. Duncan/Kathryn M. McDonald et al. (Hg.). Making Health Care Safer. A Critical Analysis of Patient Safety Practices. Rockville, MD, AHRQ, S. 501-509.

Rall, Markus/Op Hey, Frank/Langewand, Sascha (2018). Die Rolle von Simulationstrainings für Notfallsanitäter – jetzt und in Zukunft. retten! 7 (5), S. 380–385. Online unter https://www.thieme-connect.com/products/ejournals/pdf/10.1055/a-0586-9911.pdf. Letzter Zugriff am 10.03.2020.

Ruppert, Matthias/Reeb, Roger/Ufer, Michael Rainer, et al. (2002). Personal im Rettungsdienst - brauchen wir neue Konzepte? Notfall & Rettungsmedizin (5), S. 375–379. Online unter https://doi.org/10.1007/s10049-002-0485-6. Letzter Zugriff am 10.03.2020.

Schiersmann, Christiane/Thiel, Heinz-Ulrich (Hg.) (2018). Organisationsentwicklung. Prinzipien und Strategien von Veränderungsprozessen. 5. Aufl. Wiesbaden, Springer VS.

Schmitz-Eggen, Lars (2014). Notfallsanitäter. "Pyramidenprozess" weiterentwickeln. Online unter http://www.rettungsdienst.de/news/notfallsanitäter-pyramidenprozess-weterentwickeln-41747/. Letzter Zugriff am 19.12.2019.

Smedex. Online unter https://www.smedex.com/index.php?sxx_page=smedex.de.start&sxx_country=ch&sxx_language=de/. Letzter Zugriff am 16.03.2020

Thamm, Achim/Ohder, Martin/Karutz, Harald/Runggaldier, Klaus (2016). Berufsbildung. In: Jürgen Luxem/Klaus Runggaldier/Harald Karutz et al. (Hg.). Notfallsanitäter heute. 6. Aufl. München, Elsevier Urban & Fischer, S. 19-30.

Ufer, Michael Rainer (2015). Rechtliche Rahmenbedingungen der medizinischen Behandlung. In: Kersten Enke/Andreas Flemming/Hans-Peter Hündorf et al. (Hg.). Lehrbuch für präklinische Notfallmedizin. 5. Aufl. Edewecht, Stumpf + Kossendey, S. 63–75.

Weiß, Reinhold (2017). Arbeit, Bildung und Qualifikation. In: Rudolf Tippelt/Bernhard Schmidt-Hertha (Hg.). Handbuch Bildungsforschung. Wiesbaden, Springer, S. 1–22.

Woollard, Robert F. (2009). Ärztliche Fortbildung im 21. Jahrhundert. Schweizerische Ärztezeitung 90 (47), S. 1828-1831. Online unter https://www.siwf.ch/files/pdf13/art_fb_21_jahrh_d.pdf./. Letzter Zugriff am 15.02.2020

Zehnder, Hanspeter (2013). Betriebliche Bildung. Zwischen Wahrnehmungsverzerrung und Lernresistenz; was optische Täuschungen über das Lernen verraten. Berlin, Springer Gabler.